Hr. Rothstein und der Barren.

Eine Entgegnung

von

Emil du Bois-Reymond,

Doctor der Medicin und Chirurgie, ord. Professor der Physiologie in der medicinischen Facultät der Universität zu Berlin, Mitglied der Königl. Preuß. Akademie der Wissenschaften u. s. w.

Berlin.

Druck und Verlag von Georg Reimer.

1863.

Wäre dies ein gelehrter Streit, wäre hier nur meine Person im Spiel, und die Frage nur, wer von uns beiden, Herr Rothstein oder ich, einen Punkt aus der thierischen Mechanik richtiger beurtheile: so würde ich lachen, und sein Heft[1] bei Seite legen. Ich würde mich damit begnügen, das Richtige hingestellt zu haben, und ruhig der Wahrheit überlassen, sich ihre Bahn zu brechen, die sie so sicher findet, wie, nach Georg im Berlichingen, ein rechter Regen auch ohne Rinne die seinige. Nichts könnte gleichgültiger sein, als ob Hr. Rothstein begreife oder nicht, daß die Schwungkraft die Arme eines am Barren Wippenden zeitweise eines Theiles seines Gewichtes entlastet, daß das Zwerchfell noch seinen Dienst thut, auch wenn die Rippen fixirt sind, und daß der Körper eines im Stütz Befindlichen nicht mit zwanzig Centnern an seinen Schultern zieht. Jede Minute sollte mich reuen, die ich daran wendete, Klarheit in einen solchen Kopf zu bringen, oder dessen Irrgänge aufzudecken.

Aber in dieser Frage vom Barrenturnen gipfelt heute der Kampf um ein hohes Gut der Nation. Es handelt sich darum, ob die beschränkte Eingenommenheit eines einzelnen Mannes für eine einmal erfaßte Lehre, ob seine blinden Vorurtheile und sein erbitterter Starrsinn unter den bedrohlichen Auspicien der Gegenwart es durchsetzen sollen, daß unser Deutsches Turnen, soweit der Einfluß der Preußischen Regierung reicht, verbannt und durch den dürren Schematismus seiner sogenannten rationellen Gymnastik ersetzt werde. Es handelt sich darum, ob ihm mit der

[1] Vermischte Schriften über Gymnastik. 1. Heft. Die Barrenübungen in zwei Abhandlungen besprochen von Hugo Rothstein. 88 S. Mit einer Figurentafel. Berlin, bei Schröder. 1862. — Die ohne weitere Angabe angeführten arabischen Seitenzahlen beziehen sich auf diese Schrift.

abentheuerlichen Behauptung, das Turnen sei ungesund, gelingen solle, was ihm mit der windigen Anklage, es sei unphilosophisch und unschön, nicht geglückt war: den fröhlichen Quell von Körper- und Geistesfrische zu verstopfen, der das Turnen, allen Hemmnissen entgegen, seit funfzig Jahren Tausenden gewesen ist. Es handelt sich darum, ob Hr. Rothstein, dies willkommene Rüstzeug der pädagogischen Reaction, die gern um das Deutsche Turnen herumkommen möchte, ihr unverwehrt seine Scheingründe unterbreiten und seine Verdächtigungen einflößen, ob er ihr jetzt, unter Siegeslärm, einreden dürfe, er habe meine Erwiederung auf das Abel'sche Gutachten [1] mit Einem kritischen Federstrich vernichtet.

Zwar ist von maßgebender Stelle erklärt worden, auf die literarische Fehde zwischen Turnern und Gymnasten werde man keine Rücksicht nehmen. Soll dies heißen, die Staatsregierung weise jede ihr von Außen zukommende Information grundsätzlich von der Hand, und ein Beweisgrund wiege nichts mehr bei ihr, sobald er gedruckt sei? Selbst wenn dies die Meinung wäre, würden wir für rathsam halten, so lange Hr. Rothstein fortfährt, sich der Presse zu bedienen, unsererseits nicht zu schweigen, auf die Gefahr hin, an maßgebender Stelle nicht gelesen zu werden. Legten wir die Waffen aus der Hand, weil sie das hoch über unseren Häuptern abgewogene Geschick doch nicht zu wenden vermöchten, wer weiß ob nicht unser Verstummen die Berücksichtigung fände, die man unserer streitbaren Rede versagt.

Ein anderer Grund, Hrn. Rothstein's Schrift unbeachtet zu lassen, könnte darin gesehen werden, daß, wie kürzlich im Abgeordnetenhause verlautete [2], das Unterrichts-Ministerium sich entschlossen hat, Hrn. Rothstein aufzugeben. Indessen steht Hr. Rothstein noch unerschüttert an der Spitze der Central-Turnanstalt für das Militär, mit der, nach der Absicht des Ministeriums, die Bildungs-Anstalt für Civil-Turnlehrer ver-

[1] Ueber das Barrenturnen und über die sogenannte rationelle Gymnastik. Erwiederung auf zwei dem Königl. Ministerium der Geistlichen, Unterrichts- und Medicinal-Angelegenheiten abgegebene ärztliche Gutachten. Von Emil du Bois-Reymond. Berlin, bei Reimer. 1862. — Die ohne weitere Angabe angeführten römischen Seitenzahlen beziehen sich auf diese Schrift.

[2] Verhandlungen des Hauses der Abgeordneten. 56. Sitzung am 1. October 1862. S. 1938.

bunden bleiben soll[1]. Ich muß gestehen, daß ich unter diesen Umständen eine hinreichende Sicherung gegen den Einfluß des Hrn. Rothstein auf die Ausbildung der Civil-Turnlehrer nicht gewahre; um so weniger, als ich bisher nicht gehört habe, daß der vom Unterrichts-Ministerium herausgegebene „Leitfaden für den Turn-Unterricht in den Preußischen Volksschulen"[2] zurückgezogen sei, welcher im Wesentlichen Rothstein'sche Gymnastik ist, und von gymnastischer Seite als ganz in Hrn. Rothstein's Geiste ausgearbeitet anerkannt wird (S. 85). Den Mann also will man allenfalls aufgeben, aber nicht das System. Als ob unsere Polemik nicht allein dem System gegolten hätte; oder dem Manne wenigstens nur insofern, als wir ihn für unfähig hielten, dem System zu entsagen, und als wir hofften, mit ihm das System los zu sein.

Ich werde also, auch auf die Gefahr hin, mit Leichen zu fechten, den Kampf um den Barren gegen Hrn. Rothstein fortsetzen. Ich werde zuerst zeigen, daß die 36 Seiten lange Vertheidigung des Abel'schen Gutachtens, die Hr. Rothstein meiner 9 Seiten langen Erwiederung entgegenstellt, nichts ist als eine Reihe von Trugschlüssen, Fehlern und Mißverständnissen. Ich werde dann die ohne Rücksicht auf meine Schrift angeführten Gründe wider den Barren mustern, welche die ersten 37 Seiten des Rothstein'schen Heftes einnehmen. Endlich werde ich die Art beleuchten, wie Hr. Rothstein sich gegenüber der von mir im zweiten Theile meiner Schrift versuchten Beurtheilung des Schwedischen Systemes verhält. Es wird ein Geschäft sein, unersprießlich, da kaum etwas Anderes dabei herauskommen kann, als die abermalige Wiederherstellung von Wahrheiten, von denen man nicht begreift, wie sie je bezweifelt wurden; und verdrießlich dazu wegen des Tones, den Hr. Rothstein anschlägt. Ich werde meine Pflicht thun; aber wen nicht ein besonderer Antheil treibt, lade ich nicht ein, mir dabei zuzusehen.

Zu Hrn. Rothstein's Entschuldigung, was jenen Ton betrifft, ist zweierlei zu sagen: erstens, daß er für seine Existenz ficht, und dann, daß er zum Streit gegen mich den specifischen Groll der Autodidakten gegen die Fachgelehrten mitbringt. Ob

---

[1] Ebendas.

[2] Berlin, bei W. Hertz. 1862.

er seiner Stimmung nicht geschickter hätte Luft machen können, als indem er meine Kenntnisse in der Knochen- und Muskellehre in Zweifel zog, die ich so viele Jahre an der Leiche vorgetragen habe, muß ich dahingestellt sein lassen. Wenn ein anatomischer Sonntagsreiter, wie Hr. Rothstein, sich herausnimmt, mir eine kleine Repetition in Hollstein's Compendium zu empfehlen (S. 43) und über meine Arbeiten abzusprechen (S. 39. 76 Anm.), weiß jeder einigermaßen Kundige sogleich, woran er ist. Vielleicht hat auch Hr. Rothstein meinen Tadel seines Buches übel genommen; alsdann verkennt er die Milde, die ich an ihm geübt.

Hrn. Rothstein gefällt meine Schreibart nicht. Ich bin ihm nicht feierlich genug. Dreimal (S. 55. 72. 76. Anm.) — denn einer der kleineren Fehler seines Stils ist, daß er alles wenigstens doppelt sagt — beschwert er sich über das, was er meine „Witzchen und Scherzchen“ nennt. Ich weiß nicht, ob er unbetheiligt genug ist, um das Salz in meiner Schrift, wenn welches darin ist, schmackhaft zu finden. Treffen meine Pfeile minder gut, weil sie bunt befiedert sind?

Die Taktik, die Hr. Rothstein zur Widerlegung meiner Sätze befolgt, ist sehr einförmig. Meist greift er ein einzelnes Wort heraus, legt ihm einen völlig verkehrten Sinn unter, und beweist mit großer Umständlichkeit und vielem Behagen, wie gräulich ich mich geirrt: ein Verfahren, welches auf eine kritische Eulenspiegelei hinausläuft. Er ahnt nicht, wie treffend er (in seiner Sprache) seine eigene Kampfweise kennzeichnet, wenn er S. 66 schreibt: „Nichts ist leichter als gegen die „Ansicht eines Andern loszupauken, wenn man derselben einen „andern Sinn unterlegt. Daß hiebei aber bloße Lufthiebe fallen, „versteht sich von selbst.“ Ich will übrigens keineswegs behaupten, daß das Mißverständniß, wodurch Hr. Rothstein sich dergestalt stets eine scheinbar günstige Stellung zu schaffen weiß, ein absichtliches sei. Er ist ganz der Mann dazu, wirklich den Sinn eines Satzes zu verkennen, und ich überlasse ihm gern den Kunstgriff, die Redlichkeit des Gegners zu verdächtigen (S. 41).

I. Hrn. Rothstein's Widerlegung meiner Erwiederung auf das Abel'sche Gutachten.

1. S. VI hatte ich behauptet, bei passender Breite des Barrens sei der Kraftaufwand, womit ein Turner, der auch nur über die ersten Anfänge hinaus sei, sich im Stütz erhalte, aus doppeltem Grunde kleiner, als es beim ersten Anblick scheinen möge; erstens weil die Arme zum Theil als steife Stützen wirken, zweitens weil beim Wippen die Centrifugalkraft die Arme eines Theiles des Körpergewichtes entlastet.

Hr. Rothstein legt mir nun zuerst die Meinung unter, ich halte den physikalischen Kraftaufwand eines Geübten beim Stütz für kleiner als den eines Anfängers, anders gesagt, ein Geübter wiege nach mir weniger als ein gleich schwerer Anfänger. Von einem Menschen, der seinem Nächsten leicht etwas Schlechtes zumuthet, sagt man, daß er nach seinem Herzen das der Anderen beurtheile. Wie muß es, wenn man diesen Schluß aus dem sittlichen in's logische Gebiet überträgt, alsdann in Hrn. Rothstein's Kopf aussehen! Der Grund, weshalb der Geübte bei gleichem physikalischen sich mit geringerem physiologischen Kraftaufwand im Stütz erhält als der Anfänger, oder weshalb er mit geringerer Anstrengung dasselbe vermag, liegt aber freilich außerhalb der Begriffssphäre der Schwedischen Gymnastik. Es ist, ganz abgesehen von der wirklichen Zunahme an Leistungsfähigkeit, einfach der, daß der Geübte gelernt hat, seine Muskelkräfte in der richtigen Weise dauernd zusammenwirken zu lassen (S. XXII).

Ferner legt mir Hr. Rothstein die Behauptung unter, die Armknochen als steife Stützen überhöben die Streckmuskeln der Arme jeder Anstrengung, und die Arme seien ganz eben so gut wie die Beine zum Stützen geschaffen, wovon er mir das Gegentheil durch eine seitenlange Anführung aus dem Werke der Gebrüder Weber über die Gehwerkzeuge zu beweisen für nöthig hält. Er hätte sich dies sparen können. Kein Mensch bezweifelt, daß sich besser auf den Füßen gehe, als auf den Händen, und jene berühmten Forscher würden herzlich lachen, wenn sie erführen, daß man ihnen die Entdeckung dieser Wahrheit zuschreibt. Aber Hr. Rothstein mag sich wenden wie er wolle. Er mag aus den stolzen Wolken seiner eingebildeten Ueberlegenheit noch so drohende Blitze nach mir schleudern. Er wird nichts daran ändern, daß beim Stütz am Barren die Streckmuskeln des Armes dadurch, daß dessen Knochen sich aufeinander stützen, eines Theiles ihrer Anstrengung überhoben werden; und das ist Alles, was ich gesagt habe. Auch giebt er anderwärts (S. 49), ohne es zu merken, selber diesen Umstand zu, da er von dem „permanent „stauchenden Druck im Ellenbogen- und Handgelenk" spricht, der die Barrenübungen begleite.

Bei Anführung des zweiten Grundes, aus dem die Anstrengung eines am Barren Wippenden geringer ausfällt, als es scheint, habe ich nachlässigerweise Centrifugalkraft statt Schwung- oder Tangentialkraft gesagt. Anstatt diesen wirklichen Fehler, der aber natürlich zur Sache nichts thut, zu bemerken, und daraus, wozu er das Recht hatte, kritisches Capital zu machen, zieht Hr. Rothstein es vor, in einer zwei Seiten langen, mir unverständlichen Auseinandersetzung zu beweisen, daß die Thatsache, auf die ich mich berufe, unmöglich sei. Aber Thatsachen bleiben Thatsachen trotz aller Theorie. Selbst wenn es unbegreiflich wäre, würde darum nicht weniger feststehen, daß beim Wippen ein Augenblick eintritt, wo man fühlt daß man schwebt, die Hände unwillkürlich sich auf den Holmen lüften, ja ein loser Barren durch eine zugleich vorhandene wagerechte Bewegung des Schwerpunktes leicht von der Stelle gerückt wird, weil die Last des Körpers ihn vorübergehend nicht dem Boden andrückt. Es ist aber hier nicht einmal eine Schwierigkeit, geschweige etwas Unbegreifliches. Das einzige Unbegreifliche ist, daß ein alter Artillerie-Officier über die Erklärung, ja über die Nothwendigkeit der Erscheinung auch nur einen Augenblick im Zweifel sein könne.

2. Wenn es danach wahr bleibt, daß die Muskeln beim Wippen zeitweise das Körpergewicht nicht zu tragen haben, so bleibt es auch, trotz Hrn. Rothstein, nicht minder wahr, daß beim Wippen eine Abwechselung von Thätigkeit und Ruhe stattfindet. „Wie sehr," fügte ich hinzu, „durch einen solchen Wechsel „der Erschöpfung der Muskeln vorgebeugt werde, wird durch das „Beispiel des Herzens, der Athemmuskeln, der Beinmuskeln beim „Gehen" (ich hätte hinzusetzen sollen, der Rückenmuskeln beim Rudern) „und durch unmittelbare physiologische Versuche bewiesen." Diesen Hinweis erklärt Hr. Rothstein für „völlig unstatthaft

„und für bloßes Blendwerk für unkundige Leser“ (S. 47). Kann mir Jemand sagen, was er sich bei diesen Worten gedacht hat, und wozu ich hier abermals (vgl. oben S. 6) der absichtlichen Täuschung des Lesers geziehen werde?

3. Ich schloß weiter: Wenn die Anstrengung bei der Ausgangsstellung der meisten Barrenübungen nicht so groß ist, wie sie geschildert worden war, und wenn außer den Muskeln, die dabei in Anspruch genommen werden, eine Menge anderer zu energischer Thätigkeit gelangen, wie Hr. Rothstein das S. 48 zugiebt, so verliert der gegen die Barrenübungen gerichtete Vorwurf der Einseitigkeit an Grund. Ein Schluß, so einfach und bündig, daß man ihn für unantastbar halten sollte. Doch nein: Hr. Rothstein schiebt mir die sinnlose Behauptung unter, daß die Einseitigkeit von Uebungen schlechthin in der Größe der damit verbundenen Anstrengung liege, und gewinnt so Gelegenheit zu einem zwei Seiten langen, abermals sehr verwirrten Excurse über Einseitigkeit von Leibesübungen, der ihn aber, ohne daß er es merkt, zuletzt ganz zu dem Schlusse führt, den er anfangs bestritt, denn S. 48. 49 heißt es: „Je nach dem Maße „des Ueberwiegens in der Anstrengung eines Gliedes gegen die „der übrigen tritt die Einseitigkeit mehr oder weniger schroff her„vor.“ Sagte ich etwas Anderes? Je kleiner die Anstrengung der Arme bei den Barrenübungen im Verhältniß zu der der übrigen Glieder, um so weniger einseitig sind diese Uebungen.

4. Um zu veranschaulichen, wie unbegründet die Meinung sei, daß beim Riegenturnen am Barren Knaben übermüdet werden, hatte ich S. VII geltend gemacht, daß von 25 Knaben, die eine halbe Stunde am Barren turnen, jeder kaum siebenmal, höchstens alle vier bis fünf Minuten an die Reihe kommt, um eine 10 Secunden dauernde Uebung auszuführen. Diese Bemerkung giebt Hrn. Rothstein Anlaß zu folgender Wendung: „Hieraus ergiebt sich also, daß nach Dr. du Bois „auf jeden der an den Barrenübungen Theilnehmenden in „30 Minuten nur 7mal 10 Secunden = 70 Secunden = $1\frac{1}{6}$ „Minute wirkliche Uebungsthätigkeit kommt, dagegen $28\frac{5}{6}$, sage: „achtundzwanzig und fünf Sechstel Minuten auf sein Müßigste„hen!! — In anderen Lebenskreisen nennt man eine solche Zeit„verwendung gelinde gesagt Zeitvergeudung oder auch wohl, „wenn bei dem, neben das lange Müßigsein fallenden, sehr kurzen

„Thätigsein nicht einmal etwas Nützliches oder Nothwendiges ge„than wird: Zeitverbummeln. — Wir wollen nicht mit dem „Engländer sagen: Time is money, wohl aber „Zeit ist Leben“ „und „Zeitvergeudung Lebensvergeudung““ (S. 50). Man merke: Es wird dem Barren vorgeworfen, daß die Knaben daran übermüdet werden. Ich zeige, daß ihnen zwischen den einzelnen Uebungen hinlängliche Zeit zum Ausruhen übrig bleibt. Der Hr. Dirigent der Königl. Central-Turnanstalt, dem diese Auseinandersetzung über den Riegenbetrieb der Barrenübungen etwas Neues gewesen zu sein scheint, denn er erklärt meine „Berechnung“ für „interessant und sehr beachtenswerth“ (S. 49), läßt an dieser Stelle die Anklage der Uebermüdung fallen, und weist sogar aus seinem „System der Gymnastik“ nach, „daß die Anstrengung „der Kräfte bis zu einem sehr merklichen Grad von Ermüdung ge„steigert werden“ dürfe, ja „daß dies bei gesunden Individuen ge„schehen müsse, wenn deren motorische Organe eine höhere Capa„cität erlangen“ (S. 51. 52), auf deutsch, wenn ihre Muskeln stärker werden sollen. Aber nun plötzlich erhebt er ein Wehgeschrei über den mit dem Turnen an Geräthen verbundenen Zeitverlust, und macht Vorschläge, wie solchem durch Beschaffung einer größeren Anzahl von Exemplaren desselben Geräthes vorzubeugen sei (vgl. dazu S. 23). Dieser Todfeind jeder freien Kräfte-Regung der Jugend mißgönnt unseren Knaben, die in Schulen eingepfercht und unter dem Druck häuslicher Arbeiten aufwachsen, die paar Minuten der Erholung, die sich beim jetzigen Betriebe ganz natürlich zwischen zwei anstrengende Uebungen am Reck, Barren, oder der Klimmleiter einschieben. Es kränkt ihn, daß sie auch nur auf diese kurze Zeit seiner drillenden Zucht enthoben sein sollen. Man sieht, was wir zu erwarten gehabt hätten, wäre es Hrn. Rothstein gelungen, seine Menschenbildungstheorieen unbehindert auch auf den Civilstand anzuwenden. Wir haben immer gewußt, was ihm selber vielleicht nicht klar war, daß er darauf hinarbeite, den Turnplatz zum Exercirplatz zu machen. Jetzt erfahren wir, daß unter Hrn. Rothstein's Commando unsere Jugend sich nicht einmal auf ein „Rührt Euch“ hätte Rechnung machen dürfen.

5. Vom Knickwippen hatte Hr. Dr. Abel gesagt, die Muskeln seien dabei stetig angespannt. Ich wendete ein, es liege im Begriff dieser Uebung, daß dabei die Arme abwechselnd in den

Zustand der Beugung und Streckung gerathen, gerade die Art der Bewegung, die, wie schon oben (S. VI) erinnert wurde und wie allgemein bekannt, am längsten vertragen wird, und für die Ausbildung der Muskeln am zuträglichsten ist (S. VIII). Hr. Rothstein legt mir darob die Meinung unter, beim Knickwippen würden abwechselnd die Streck- und die Beugemuskeln des Armes zusammengezogen, eine Eulenspiegelei, die ihm wieder ein ergiebiges Feld schadenfroher Kritik öffnet. Bemerkenswerth ist, daß der Hr. Dirigent der Königl. Central-Turnanstalt die Knickwippe[1] falsch beschreibt, denn er läßt dabei „die das Schultergerüst am Oberarm fixirenden Muskeln, sowie die den Arm vorher steif haltenden Muskeln momentan nachgeben“ (S. 53). Jeder Turner weiß, daß bei richtiger Ausführung der Knickwippe die Oberarme und der Körper sich in Einem Stück um die Axe der Ellbogengelenke drehen, wobei man ganz von selbst in das Handstehen mit gebogenen Armen geräth. Obschon aber Hr. Rothstein dergestalt beim Knickwippen auch Muskeln, welche thätig bleiben sollen, periodisch nachgeben läßt, leugnet er doch in demselben Athem, daß dabei ein Wechsel von Anstrengung und Ruhe stattfinde. Die Streckmuskeln sollen nämlich nach ihm auch während des Einknickens noch einen gewissen Grad von Spannung behalten; so wenigstens verstehe ich eine Auseinandersetzung im gymnastischen Stil, worin eine mir sonst nicht vorgekommene Art der Muskelzusammenziehung, die „cellulare Muskelcontraction“ eine große Rolle spielt. Nun, so erschlaffen, als wäre der N. radialis durchschnitten, wird der M. triceps beim Knickwippen wohl nicht, seine

[1] Mit der Knickwippe meint Hr. Rothstein immer nur die gewöhnliche Knickwippe beim Rückschwunge. Weder dieselbe Knickwippe beim Vorschwunge, noch die Knickwippe durch die Mitte beim Vor- und Rückschwunge, noch die beiden doppelten Knickwippen werden erwähnt.

Einen anderen Fehler, welcher zeigt, wie wenig der Hr. Dirigent der Königl. Central-Turnanstalt die Uebungen kennt, über deren Werth er abspricht, bietet die Fig. VIII. 1. 2. 3. 4. dar, durch welche er für nöthig gehalten hat, die handgreifliche Wahrheit zu erläutern, daß der Stütz anstrengend werde, wenn der Barren zu breit sei. Hr. Rothstein läßt nämlich die im Stütz befindlichen Figuren die Fußspitzen nach außen kehren. Jeder weiß, daß bei allen Turnübungen, sobald die Füße aneinander liegen, die Fußspitzen geschlossen werden, vorzugsweise am Barren, wo man sich sonst leicht die Füße stoßen würde. Hr. Rothstein hat wohl beim Entwerfen seiner Figuren an den Exercirplatz gedacht.

Energie wird nicht von 100 auf 0, aber vielleicht von 100 auf 5, oder auf 10, sinken, und das genügt, damit ich Recht behalte; denn Hr. Dr. Abel hatte wörtlich geschrieben: „Eine Reihe von „Uebungen ferner, wie Stützeln, Knickstütz, Knickstützeln mit Wippen, „Knickwippen, spannt die Thätigkeit der oben gedachten Mus„keln" (der Strecker des Vorderarms, der Anzieher des Oberarms und der Muskeln, welche das Schultergerüst gegen den Rumpf fixiren) „nicht bloß stetig, sondern auch sehr in„tensiv bis zum Aeußersten an."

6. Was den Knickstütz betrifft, so hob ich gegen die in dem eben angeführten Satz enthaltene Behauptung des Hrn. Dr. Abel, die Muskeln seien dabei dauernd sehr angestrengt thätig, hervor, daß die Muskeln, ohne thätig zu werden, schon allein durch ihre elastische Spannung das Körpergewicht tragen könnten (S. VIII. IX). Hr. Rothstein läugnet dies, weil, wenn man den Arm beuge, und dann die Beugemuskeln in Ruhe versetze, der Arm nicht bereits durch die elastische Spannung des Triceps brachii gestreckt werde, eine Bemerkung, womit er vier Seiten füllt. Der Hr. Dirigent der Königl. Central-Turnanstalt stellt sich nämlich vor, und erläutert seine Meinung sogar durch eine Abbildung (Fig. XIII), daß beim Knickstütz die Arme in Ebenen, der Medianebene des Körpers parallel, mäßig gebeugt sind. Jeder Turner weiß, daß die Arme dabei vielmehr in die Stellung gerathen, die sie bei den Amphibien einnehmen, d. h. die durch den Ober- und Unterarm gelegte Ebene macht einen beinahe rechten Winkel mit der Medianebene, und der Ellbogen steht höher als die Schulter. Es ist mir daher nicht eingefallen, an elastische Kräfte des unthätigen Triceps brachii zu denken, um dadurch im Knickstütz die Körperlast tragen zu lassen. Ich konnte auf diesen Gedanken nicht kommen, weil ich weiß, worin der Knickstütz besteht. Sondern ich hatte bei jener Aeußerung vornehmlich die Brustmuskeln im Sinne. Hätte Hr. Rothstein einfach eingewendet, die elastischen Kräfte der ruhenden Muskeln seien zu klein, um sie hier in Betracht zu ziehen, so hätte ich gern zugestanden, daß sein Einwand ausnahmsweise Sinn habe. Inzwischen hätte ich ihm zu bedenken gegeben, daß das von ihm am Ellbogen hervorgehobene Verhalten keineswegs an allen Gelenken wiederkehrt. Wenn er z. B. den Fuß durch Verkürzung des Tibialis anticus, des Extensor hallucis

longus, Extensor digitorum communis longus und des Peronaeus tertius gebeugt hat, so wird er beim Nachlassen bald erfahren, ob die elastischen Kräfte des Soleus, des Peronaeus longus und brevis, des Tibialis posticus, und, bei gestrecktem Knie, der Gastrocnemii und des Plantaris, zu vernachlässigen sind. Wenn er sich von einem Gehülfen die Arme annähernd in die Lage, in die sie beim Knickstütz wirklich gerathen, bringen, und sie dann plötzlich freigeben läßt, so wird er finden, daß auch ohne entgegengesetzte Muskelthätigkeit, und bei Ausschluß der Schwere, die Arme jene Stellung nicht beibehalten. Es wird ihm Mühe kosten, zu beweisen, daß die hier wirksamen elastischen Kräfte nur von den Bändern und der Haut, und zu gar keinem Theile von den Muskeln herrühren. Uebrigens ist die Sache von keinem Belang, da ich erstens selber schon darauf hingewiesen habe, daß auch gedehnte Muskeln annähernd gleich thätigen ermüden, und da zweitens, trotz Hrn. Rothstein's unbegreiflichem Widerspruch, auch im Knickstütz die Arme durch das Wippen zeitweise ihrer Anstrengung überhoben werden.

7. Hr. Dr. Abel hatte die Ansicht geäußert, daß im Knickstütz, wegen der Feststellung der Brustwände, ein Anhalten des Athems nöthig sei. Ich erinnerte ihn daran, 1. daß der Mensch auch mit dem Zwerchfell athme, 2. daß bei den vierfüßigen Säugern der Thorax ähnlich wie bei einem im Knickstütz befindlichen Menschen zwischen den Schulterblättern hänge; endlich 3. daß man im Knickstütz alle erdenklichen Verrichtungen vornehmen könne, welche eine freie Verfügung über den Athem voraussetzen (S. IX). Man sollte es abermals nicht für möglich halten, diesen Erwägungen etwas entgegenzustellen. Hrn. Rothstein, mit Hülfe seiner Eulenspiegel-Methode, macht das gar keine Schwierigkeit. Ad 2. bildet er das Schultergerüst des Pferdes ab, um mir zu beweisen, daß die vierfüßigen Säuger nicht genau wie der Mensch gebildet sind, wobei er namentlich Gewicht darauf legt, daß das Pferd kein Schlüsselbein hat, als ob ich gerade das Pferd im Sinne gehabt hätte, und als ob es nicht eine Menge vierfüßiger Säuger mit Schlüsselbein gäbe. Ad 1. führt er aus, daß bei festgestellten Brustwänden nicht so vollständig ausgeathmet werde wie bei beweglichen[1]. Wer hat das Gegentheil gesagt? Wenn

[1] In der Abbildung, wodurch Hr. Rothstein seine Theorie erläutert

aber Hrn. Rothstein die Mechanik der Athembewegungen gehörig bekannt wäre, würde er wissen, daß ein gesunder Mann, im Gegensatz zum Weibe, erst wenn er außer Athem ist, die Brustwände beim Athmen zu Hülfe nimmt, und daß die „Athmungsluft" Hutchinson's allem Ermessen nach nur ein Bruchtheil desjenigen Theiles der „Athmungsgröße" ist, der vom Zwerchfell allein herrührt. Daraus folgt, daß, selbst wenn man dem durch die Anstrengung erhöhten Athembedürfniß Rechnung trägt, allem Ermessen nach auch bei festgestellten Brustwänden noch der hinreichende Luftwechsel in den Lungen vor sich gehen könne. Theoretisch entscheiden läßt sich dergleichen mit Sicherheit nicht. Deshalb berief ich mich auf die Thatsache, daß auch ein mittelmäßiger Turner im Knickstütz nach Belieben spreche, singe, pfeife, lache, blase, sauge u. d. m. Unbegreiflicherweise hat Hr. Rothstein diesen letzten Beweisgrund nicht verstanden, und sieht darin „ein bloßes Witzchen und Scherzchen, „wodurch ich meine Sache zu retten versuche." „Nun, wer „wird daran zweifeln," fügt er hinzu, „daß schon der mittelmäßige deutsche Barrenturner im Knickstütz sprechen, singen, pfeifen kann u. s. w.? Im Gegentheil, wer den deutschen Turner „einigermaßen kennt, wird ihm noch vieles Andere zutrauen und „man darf, um an das Scherzchen des Dr. du Bois anzuknüpfen, es gar nicht für unmöglich halten, daß es auf dem nächsten Deutschen Turnfest einem Barrenturner belieben möchte, im „Knickstütz eine schöne patriotische Rede zu halten oder einen geharnischten Vortrag wider die rationelle Gymnastik; vielleicht „auch thun sich einige zusammen und singen vierstimmig im Knickstütz eine Hymne zum Lob und Preis des Barrens! — Alles das „ist recht wohl möglich, aber es wird auch nicht einen Deut „werth sein als Beweis gegen die Richtigkeit von Dr. Abel's „Behauptung" (S. 65). Ich führte diese Stelle nicht an, um eine Probe von dem Geschmack des Hrn. Rothstein zu geben, sondern um von Neuem zu zeigen — vergl. oben S. 8. 9 — wie sich dieser Schriftsteller von augenblicklichen Einfällen hinreißen läßt, die ihn ganz wo anders hin führen, als wohin er denkt, mit anderen Worten, wie unüberlegt, ja unzurechnungsfähig er

---

(Fig. XIV), läßt er das Zwerchfell bei der Einathmung sich eben so stark nach unten wölben, als bei der Ausathmung nach oben!

ist. Er will uns beweisen, im Knickstütz sei das Athmen wesentlich erschwert, und wenn es darin „faktisch nicht zum Ersticken „komme, so sei der einfache Grund davon der, daß der Barren„turner nicht so lange im Knickstütz u. s. w. sich wird erhalten „können, bis ihm schließlich alles Athmen unmöglich wird" (S. 63. 64). Und diesen im Knickstütz erstickenden Turner läßt Hr. Rothstein auf der folgenden Seite in seiner Athemnoth Reden halten und vierstimmig singen!

8. Hr. Dr. Abel hatte geschrieben: „Die Folgen dieser „Vorgänge (bei den Barrenübungen) äußern sich in übermäßiger „Ermüdung, Muskelschmerzen u. s. w.," worauf ich bemerkte, Muskelschmerzen könne ich nicht für üble Folgen gelten lassen, da man nur durch Muskelschmerzen dazu gelange, keine mehr zu bekommen (S. IX). Hr. Rothstein gesteht dies zu, behauptet aber, ohne sich mit Hrn. Dr. Abel besprochen zu haben, annehmen zu dürfen, dieser Arzt habe mit Muskelschmerzen ganz etwas Anderes gemeint, als ich, nämlich „plötzlich während einer „Bewegung in einzelnen Muskelpartien sich kundgebende ste„chende, zwickende oder bohrende Empfindungen," welche auch allein als Muskelschmerz zu bezeichnen seien, da die als Folge von Anstrengung auftretenden Empfindungen vielmehr Muskelweh hießen (S. 66. 67). Worauf Hr. Rothstein diese Namengebung gründet, da man beliebig Kopfschmerz und Kopfweh, Zahnschmerz und Zahnweh sagt, da man von Knochenschmerzen und Gliederschmerzen spricht, und gerade die schmerzhaften Empfindungen, welche die Zusammenziehung des Uterus begleiten, Wehen nennt, weiß ich nicht, und es kommt mir darauf nichts an. Das aber weiß ich, daß wenn Hr. Dr. Abel sagt: „Die Folgen dieser Vorgänge äußern sich in übermäßiger „Ermüdung, Muskelschmerzen" (in der Mehrheit) u. s. w., Niemand, der Deutsch versteht, glauben wird, es handle sich um einen solchen, im Augenblick übermäßiger Anstrengung im Muskel empfundenen Schmerz, wie Hr. Rothstein meint.

9. Hr. Dr. Abel behauptete, partielle Muskelzerreißungen durch Knickstützübungen beobachtet zu haben. Ich führte dagegen an: 1. daß partielle Muskelzerreißungen zu den seltensten chirurgischen Zufällen gehören, so daß die Herren Bardeleben und Wilms, die ich darüber zu Rathe zog, dergleichen nie gesehen haben; 2. daß die Diagnose, nach dem Urtheil dieser Wundärzte,

nur unter bestimmten Umständen möglich sei, deren Hr. Dr. Abel nicht gedacht hatte; 3. daß Muskelzerreißungen nur bei unwillkürlichen oder bei plötzlichen willkürlichen Anstrengungen vorkommen, wie bei Sprüngen; 4. daß, während jede Schulter im Knickstütz ein Gewicht von nur etwa 50 Pfund (das halbe Gewicht des Körpers ohne die Arme) trage, die Einrenkmaschinen manchmal mit der zwölffachen Kraft an den Gliedmaßen ziehen, ohne Muskeln zu zerreißen; endlich 5. daß aller Wahrscheinlichkeit nach Hr. Dr. Abel Zufälle für partielle Muskelzerreißungen gehalten habe, die sich auch beim Tanzen, beim Besteigen eines Trittes, genug bei Vorgängen des gemeinen Lebens ereignen, die man nicht füglich, gleich dem Barren, werde mit dem Bann belegen wollen (S. X—XII).

Auch diese Beweisführung, von der ich überzeugt bin, daß Hr. Dr. Abel selber sich ihr bei reiferer Ueberlegung gern gefügt hat, wird von Hrn. Rothstein, unter schlecht gezielten persönlichen Ausfällen, bemängelt. Zwar beginnt er seltsamerweise damit, die Hauptsache einzuräumen, nämlich daß die für partielle Muskelzerreißungen gehaltenen Zufälle auch vielleicht keine waren, und daß diese Zufälle ebensowohl bei anderen Bewegungen vorkommen, wie bei den Barrenübungen. Damit, sollte man meinen, sei die Sache zu Ende. Doch nein. Da ich nun einmal nicht Recht haben kann, und Hr. Rothstein Recht haben muß, so wird behauptet, daß die Fähigkeit der Schultermuskeln, einen stetigen Zug von 600 Pfund zu ertragen, ohne zu reißen, für den vorliegenden Fall nichts beweise. Erstens „wisse jeder Secundaner, daß man an einem schwachen Zwirnsfaden ein verhältnißmäßig recht beträchtliches Gewicht bei ruhigem, langsamem, stetigem Zuge fortziehen kann, ohne daß der Faden reißt; daß dagegen bei einem viel kleineren Gewicht der Faden sofort reißt, wenn man heftig oder ruckartig zieht“ (S. 69). Gewiß, und Niemand bezweifelt, daß ein funfzigpfündiges Geschoß eine menschliche Schulter abreißen könne. Wenn aber, um in Hrn. Rothstein's unbeholfenem Gleichniß zu bleiben, der Faden stark genug ist, um ihn vor das zwölffache Gewicht zu spannen, so wird der Ruck schon sehr stark sein müssen, der ihn zerreißt, wenn man nur das einfache Gewicht daran schleift, vollends, wenn der Faden kein unelastischer Zwirnsfaden, sondern, nach Art der Muskeln, ein höchst elastischer Kautschukfaden ist. Und bei welcher Barrenübung kommt denn ein solches Rucken der Körpermasse an den Schultermuskeln vor, wie Hr. Rothstein es voraussetzt? Bei keiner, weil die Arme die Körpermasse entweder, wie es bei Ungeübten, beim Mißglücken einer Uebung geschieht, gar nicht, oder, wie die Beine beim Tiefsprung, federnd auffangen, so daß die Geschwindigkeit dieser Masse allmählich vernichtet wird.

Zweitens behauptet Hr. Rothstein, und dieser Punkt verdient eine etwas genauere Erörterung, meine Betrachtung sei insofern falsch, als, wenn das halbe Körpergewicht ohne die Arme 50 Pfund betrage, die Schultermuskeln im Stütz mit gestreckten Armen einem Zuge von 1000, geschrieben: **Eintausend** Pfund, im Knickstütz aber einem noch viel größeren das Gleichgewicht halten. Zu diesem Schlusse gelangt er, indem er die Schlüsselbeine als einarmige Hebel ansieht, die sich um den Mittelpunkt des Oberarmbeinkopfes drehen, und an ihrem Sternalende mit 50 Pfund belastet sind. Er mißt ihnen eine Länge, statt von etwa 15, von 20 Centimetern bei, und nimmt an, daß die Muskeln, die der Körperlast das Gleichgewicht halten, 1 Centimeter vom Drehpunkt ihren Angriffspunkt haben. $20 \times 50 = 1000$; also haben die Schultermuskeln im Stütz 1000 Pfund zu tragen.

So im Text, S. 12 und 70. In der Figur I, auf die dabei verwiesen wird, dreht sich jedoch das Schlüsselbein nicht um den Oberarmbeinkopf, sondern um einen festen Punkt in der Mitte seiner Länge, so daß der Hebel als ein zweiarmiger, von etwa gleicher Länge beider Arme, erscheint. Woher der feste Punkt komme, und warum bei dieser Annahme der Zug an der Schulter mehr als der am Brustbein zu betragen habe, damit Gleichgewicht herrsche, bleibt unerklärt.

Aber halten wir uns an den unzweideutigen Text. Ich frage zunächst, mit welchem Rechte Hr. Rothstein das Sternalende des Schlüsselbeines als mit dem halben Körpergewicht belastet ansieht, da doch dem von ihm betrachteten Hebel, welcher aus Schulterblatt und Schlüsselbein besteht, das Körpergewicht durch mehrere Muskeln (den Pectoralis minor, subclavius u. s. w.) bereits an Punkten angehängt ist, die dem Drehpunkt näher liegen. Ich meine zweitens, daß, wenn ein Punkt eines einarmigen Hebels durch eine Last abwärts gezogen wird, die das Gleichgewicht haltende Kraft aufwärts gerichtet sein muß. Will nun Hr. Rothstein vielleicht meiner Unwissenheit beispringen, und mir die Muskeln nennen, die sich, 1 Centimeter nach innen vom Drehpunkte des Schultergelenkes, von oben her an das Schlüsselbein heften, und mit einer Gewalt von 1000 Pfund das 50 Pfund schwere halbe Körpergewicht am 20 Centimeter entfernten Sternalende dieses Knochens tragen? Im kleinen Hollstein finde ich dort nur Bündel des Trapezius. Da aber diese vom Hinterhaupt entspringen, welches selber einen Theil der zu tragenden Last ausmacht, so können sie zum Tragen dieser Last so wenig dienen, wie Münchhausen's Zopf seinem Besitzer, um sich selber daran aus dem Sumpf zu ziehen. Wenn noch Hr. Rothstein Schulterblatt und Schlüsselbein als einen zweiarmigen Hebel aufgefaßt hätte, dessen längerer Arm, nach innen vom Drehpunkt, das Körpergewicht trüge, während an seinem kürzeren Arm, dem Stück des Akromion nach außen vom Drehpunkt, die dort entspringenden Deltoideusbündel das Gleichgewicht hielten.

Aber ein solcher Hebelmechanismus spielt hier jedenfalls nur eine sehr untergeordnete Rolle. Hr. Rothstein ist zu so ungereimten Ergebnissen gelangt, weil seine Art der Betrachtung eine ganz verfehlte ist. Zum Tragen des Körpers im Stütz sind ganz andere Mittel da, an die Hr. Rothstein nicht gedacht hat.

Beim gewöhnlichen Stütz hängt nämlich der Körper an den Armen als steifen Stützen zunächst mittels des Pectoralis major und des Latissimus dorsi, etwa wie eine Schaukel jederseits mittels zweier Seile an einem Pfosten hängt. Zwei andere Seile von ähnlicher Anordnung sind sodann jederseits nicht unmittelbar am Pfosten befestigt, sondern oben durch ein festes Zwischenstück mit einem dritten verknüpft, welches über eine Rolle am Pfosten nach unten geführt und hier irgendwo befestigt ist. Von diesen Seilen ist das vordere der Pectoralis minor, das hintere sind die unteren Trapeziusbündel, das feste Zwischenstück ist das Schulterblatt, das Seil über die Rolle die lange Sehne des Biceps. Drittens kann man die Rhomboidei nebst dem Serratus anticus als einen zweibäuchigen Muskel betrachten, mit dessen Zwischensehne der innere Rand des Schulterblattes verwachsen ist. Bei kräftiger Wirkung jener Muskeln im Verein mit den unteren Trapeziusbündeln wird vielleicht das Schulterblatt hinlänglich fixirt, damit auch die davon zum Oberarmbein gehenden Muskeln (Supra- und Infraspinatus u. s. w.) den Körper tragen helfen.

Eine genaue Bestimmung der Spannungen, welche die verschiedenen Bündel aller dieser Muskeln durch das Körpergewicht annehmen, würde eine Arbeit von vielen Monaten sein, mühsame anatomische und schwierige mechanisch-analytische Untersuchungen erfordern, und vermuthlich doch an zahlreichen Punkten zu keiner Gewißheit führen. Sie würde sich nicht der Mühe verlohnen, und auf alle Fälle wäre hier nicht der Ort dazu. Für unseren Zweck reicht es aus, sich statt aller jener Bündel jederseits Einen Faden zu denken, der mit dem der anderen Seite sich in der Medianebene trifft, und dort mit ihm das Körpergewicht P trägt. Nennt man dann α den Winkel, den die Fäden beiderseits mit der Senkrechten machen, so stellt bekanntlich $\frac{P}{2\cos\alpha}$ die Kraft vor, womit jeder der Fäden gespannt wird. Setzt man P = 100 Pfund und ertheilt man α einen mittleren Werth, etwa von 45°, so wird $\frac{P}{2\cos\alpha}$ = nicht ganz 71 Pfund, etwa der neunte Theil des beim Einrenken vorkommenden Zuges, und noch nicht der vierzehnte Theil des von Hrn. Rothstein angenommenen.

Am Oberarmbein zerfällt die Kraft in eine senkrechte und eine wagerechte Componente. Die senkrechte Componente $= \frac{P}{2\cos\alpha}\cos\alpha = \frac{P}{2} = 50$ Pfund ist das auf den Holm drückende halbe Körpergewicht. Die wagerechte Componente $= \frac{P}{2\cos\alpha}\sin\alpha = \frac{P}{2}\operatorname{tang}\alpha$, für $\alpha = 50^\circ$ auch $= 50$ Pfund, drückt die Oberarmbeinköpfe gegen die Pfannen der Schulterblätter. Ein Theil davon geht verloren, weil der Pectoralis major und der Latissimus dorsi sich am Oberarmbein eine Strecke unterhalb des Drehpunktes des Schulterbeingelenkes anheften. Der übrige Druck wird getragen durch den queren Stab, den die Schlüsselbeine und das Brustbein mit ihren Bändern vorstellen. Einzuknicken wird dieser Stab verhindert, wie ein Mast durch die Taue, nach vorn durch den Trapezius und die Rhomboidei, nach hinten durch den Subclavius und die Brustmuskeln. So erzeugt sich das Körpergewicht in den Schultergelenken selber ein sicheres Axenlager, um darin zu schwingen.

Aus alledem folgt, daß ich völlig im Rechte war, wenn ich mit zweien der ausgezeichnetsten Wundärzte, den Hrn. Bardeleben und Wilms, aus den Erfahrungen an den Einrenkmaschinen schloß, daß das Körpergewicht am Barren keine Muskeln zerreißen könne. Aber diese Angelegenheit hat noch eine andere Seite von mehr allgemeiner und recht ernster Bedeutung.

Man sieht nämlich an diesem Beispiele, daß Hr. Rothstein, der fortwährend mit seiner Kenntniß der Bewegungslehre prahlt; der so thut, als durchschaue er den Mechanismus der verwickeltesten Uebungen, und als schöpfe er aus dieser Einsicht das Urtheil über deren Werth; der die Turner mit Schmähungen überhäuft, weil sie nicht, wie vermeintlich er, auf dem Boden anatomisch-physiologischer Forschung stehen: daß dieser Hr. Rothstein nicht vermag, auch nur eine so einfache Stellung, wie den Stütz mit gestreckten Armen, richtig zu zergliedern, sondern dabei unvermerkt zu den größten Widersprüchen und den widersinnigsten Folgerungen geführt wird. Es zeigt sich daran, wie richtig ich urtheilte, als ich (S. XXVI) äußerte, die Gymnasten hätten schwerlich einen Begriff von der Natur und den Schwierigkeiten der Aufgaben, von denen sie jederzeit reden, theils als seien sie längst gelöst, theils als stehe es in ihrem Belieben, sie heute oder morgen zu erledigen. Auf die von mir (S. XXVII) gewünschte Probe jener wissenschaftlich-kritischen Sichtung der Barrenübungen auf physiologischer Basis, welche man, ohne je dazu zu schreiten, fortwährend für nöthig erklärt, werden wir daher wohl noch einige Zeit warten müssen. Wenigstens wenn Hrn. Rothstein's Theorie des Barrenstützes die Grundlage dazu bilden soll, so konnte dieser Anfang kläglicher nicht ausfallen. Und neben solchen Stümpereien ergehen an uns weise Lehren, uns doch ja nicht der „namentlich in unserer Zeit so bestimmt ausgesprochenen, auch „wirklich berechtigten Forderung nach Verwerthung der Wissen„schaft für die Praxis, zu entziehen“ (S. 72), gegen die wir angeblich eine „gewisse Scheu bekunden“ (S. 72. 75), weil uns beim Turnen, wie bei noch manchen anderen menschlichen Thätigkeiten, Probiren über Studiren geht!

Wir sind an's Ende der von Hrn. Rothstein unternommenen Vertheidigung des Abel'schen Gutachtens gelangt. Es ist Hrn. Rothstein auch nicht ein einziger zutreffender Einwand gegen meine Erwiederung geglückt. Er hätte Hrn. Dr. Abel keinen schlimmeren Dienst leisten können, als so das Andenken an eine schon halb vergessene Uebereilung zu erneuern, und er hätte uns nicht erst zu sagen brauchen (S. 66 Anm.), daß keine Rücksprache zwischen ihnen stattgefunden.

II. Hrn. Rothstein's Angriff auf den Barren.

1. Der Angriff auf den Barren, mit dem Hr. Rothstein das vorliegende Heft eröffnet, setzt sich zunächst unter der Ueberschrift „Anatomisch-physiologische Erwägungen“ die weitere Erläuterung und Ergänzung des Abel'schen Gutachtens vor. An der Spitze steht die so eben von uns gewürdigte Theorie des Stützes, derzufolge das Körpergewicht mit zwanzig Centnern an den Schultermuskeln zieht. Dann heißt es S. 13. 14: „Der Rumpf ist, wie das von allen Anatomen und Physiologen, welche nur überhaupt den körperlichen Organismus (sic) „nicht als ein bloßes Conglomerat (sic) von einzelnen, beziehungslos zu einander sich verhaltenden Theilen und Stoffen betrachten, mit Recht hervorgehoben wird, des Körpers Stamm, von welchem aus naturgemäß alle Aktionen und Bewegungen der „Extremitäten ausgehen sollen. Hierauf weist nicht nur die materielle Massenvertheilung (sic), sowie der Skeletbau, die Einrichtung der betreffenden Gelenke und die Organisation des „Nervensystems hin, nicht nur der concentrische Verlauf (sic?!) „der Muskeln vom Rumpf nach den Extremitäten, sondern auch „die Anordnung, daß der Rumpf die wichtigen Organe umfaßt, „von deren gesichertem, unbehelligtem Functioniren der Lebensbestand des ganzen Organismus abhängt. Im Gegensatz zum Rumpf „erscheinen am menschlichen Körper die untern Extremitäten nur „als die natürlichen Träger und Fortbeweger des Körpers, während die oberen dazu bestimmt sind, die unendlich mannigfachen „Aktionen und Verrichtungen zu vollziehen, durch welche der „Mensch nach außen hin für die Zwecke seines Natur- und Vernunftlebens sich zu bethätigen hat. — Es ist nicht blos ein „Ignoriren, sondern es ist, wie das nicht scharf genug betont

„werden kann, eine directe Verkehrung dieses natürli„chen teleologischen Verhältnisses, ein Widerspruch „gegen dasselbe, wenn man, wie es bei den Barrenübungen ge„schieht, die Arme zu Trägern des Körpers und zur Ausgangs„stätte für die Bewegungen desselben macht. Möglich ist dem „Menschen allerdings eine solche Bewegungsweise; aber daß sie „eine naturgemäße sei, wird Niemand behaupten wollen und „dürfen, der nicht auch das Laufen auf allen Vieren oder das „Gehen auf den Händen mit den Füßen in der Luft und an„dere solche absonderliche Bewegungen für naturgemäße erklären „will.“

Das ist so eine jener bei Hrn. Rothstein häufigen, wortreichen Darlegungen, von denen er gewiß glaubt, daß sie tiefe physiologische Weisheit enthalten, die manchen Gönnern seiner Gymnastik auch so erscheinen mögen, die aber Jedem, der wirklich weiß, was Physiologie ist, und dem verkehrt gebrauchte Kunstausdrücke mehr lächerlich als erhaben vorkommen, nur ein Beweis mehr für die Hohlheit des gymnastischen Treibens sind. Weit entfernt Physiologie zu sein, ist das nicht einmal Logik. Der Rumpf, heißt es also, sei des Körpers Stamm, von welchem aus naturgemäß die Bewegungen der Glieder ausgehen sollen. Ohne einer der Physiologen zu sein, denen Hrn. Rothstein's verächtlicher Seitenblick gilt, wie ich denn überhaupt keine Physiologen kenne, denen der Organismus ein Aggregat beziehungslos zu einander sich verhaltender Theile wäre, muß ich doch Hrn. Rothstein's Satz für jedes vernünftigen Sinnes baar erklären. Als ob vom Stamm des Baumes Bewegungen der Aeste ausgingen, die in diesem Bilde doch wohl den Gliedern entsprechen! Als ob es in unserem Belieben stände, wenn wir uns einmal nicht naturgemäß betragen wollten, die Bewegungen unserer Glieder auch nicht von unserem Rumpf ausgehen zu lassen, dem sie doch angewachsen sind, und von dessen Rückenmark sie jede Anregung zur Bewegung empfangen! Und weil dem so ist, soll es naturwidrig sein, sich gelegentlich der Arme statt der Beine oder mit denselben zum Stützen und Fortbewegen des Rumpfes zu bedienen? Wie so gehen denn die Actionen und Bewegungen der Arme, wenn man sie zum Stützen oder Fortbewegen des Rumpfes gebraucht, nicht von diesem aus? Wie so weniger als die der Beine beim Gehen? Ist der Rumpf bei den Vögeln, die sich der Arme als Flügel, bei den Walthieren und Fischen, die sich ihrer als Flossen bedienen, etwa nicht des Körpers Stamm", und von geringerer Bedeutung als beim Menschen? Und wegen dieser Grille des Hrn. Rothstein, welche in der rührenden Stellung, worin Sully seinen guten König überraschte, ein gehässiges Verbrechen wider die Natur sieht, sollen wir den Barren aufgeben? Warum ist es denn an der Leiter, am Querbaum, an anderen Geräthen, die Hr. Rothstein zuläßt, ja empfiehlt, nicht naturwidrig, den Rumpf mit den Händen zu stützen und von der Stelle zu bewegen? Warum weniger naturwidrig, den Rumpf an die Arme zu hängen, wogegen Hr. Rothstein nichts zu haben scheint, als ihn darauf zu stützen? Doch was kann es helfen, mit einem Manne zu streiten, der Schritt für Schritt dazu gelangt ist, in vollem Ernste Thorheiten zu drucken, wie daß "die Barrenübungen sich als der Menschenwürde fremde erweisen?" (S. 34).

2. "Die Naturwidrigkeit der Barrenübungen," fährt Hr. Rothstein fort, "könne allenfalls entschuldigt werden, wenn sie nur nicht so abstract, so alles realen Sinnes ermangelnd wären" (S. 15). In solchen Aeußerungen giebt sich, ihm selber unbewußt, Hrn. Rothstein's innerste Meinung kund. Zwar sagt er an einer späteren Stelle: "Niemand, selbst nicht seine eifrigsten Gegner würden ihm den Vorwurf machen, daß er in der Gymnastik dem vulgären "Utilitätsprincip" huldige und auf dasselbe die Feststellung des gymnastischen Uebungsgebietes gründe" (S. 33). Ich mache ihm diesen Vorwurf. Was geht's mich an, wie er sich in seinem "System der Gymnastik" äußert? So viel er auch Platon im Munde führt, sein Idealismus ist nicht weit her. Sobald er nicht vermag, nach dem Wortlaut der Kabinetsordre vom 6. Juni 1842, die er zur Richtschnur seines Strebens gemacht hat, "den innigen Zusammenhang einer Uebung mit der Wehrpflicht jedes Preußischen Unterthanen" zu erkennen, wird ja doch die Uebung als ohne reellen Gehalt und abstract verurtheilt (S. 32, 5. 6). Aber noch sind in aller Sinn die Schlagworte, die der Abgeordnete Techow in der Sitzung vom 20. Juni d. J. unter stürmischem Zuruf sprach: "Ich halte es für einen wesentlichen Vorzug unserer deutschen Pädagogik, daß sie sich auf ideale Zwecke richtet, und nicht das Nützliche in's Auge faßt. Wir schicken unsere

„Kinder auf die Gymnasien und Schulen, nicht um Aerzte und „Juristen aus ihnen zu machen, sondern um das wahrhaft Mensch„liche in ihnen zu bilden, um ihren Geist durch Kenntnisse zu „bereichern, um ihr Herz zu veredeln und ihren Willen zu kräf„tigen. Solche Menschen werden nachher in ihrem besonderen „Berufe sich als tüchtig bewähren, und ähnlich, meine ich, muß „es mit dem Turnen gehalten werden. Aus dem frischen, freien „und fröhlichen Treiben der Turner wird sich allerdings auch „mancher Gewinn für die Wehrhaftigkeit des Volkes ergeben; „aber das darf doch niemals der Zweck unseres Turnunterrichts „sein, daß wir Soldaten machen wollen. Freilich wird die „Wehrhaftigkeit unseres Volkes durch die Turnübungen gesteigert „werden, und das wird ein schöner, nebenbei abfallender Gewinn „sein, aber nun und nimmermehr darf dies unser Ziel sein, „wenn wir der ganzen Sache nicht ihre ideale Bedeutung neh„men und sie in das Gebiet der niedrigsten und gemeinsten Nütz„lichkeit herabdrücken wollen“ [1]. Neben einer so tiefgehenden Betrachtung verschwinden an Bedeutung mehrere Fragen, die man sonst hier an Hrn. Rothstein richten könnte, z. B. was denn der reale Sinn der Querbaumübungen sei, und warum der Querbaum nicht, gleich dem Barren, die in seinen Augen so schnöde Bezeichnung eines „abstracten hölzernen Gestelles“ verdiene?

3. Hr. Rothstein wendet sich dann zu den äußeren Beschädigungen, die beim Barrenturnen vorkommen können. Hr. Dr. Abel hatte gesagt: „Die einzelnen Barrenübungen an und „für sich tragen der großen Mehrzahl nach absolut nichts Ge„sundheitswidriges“ an sich, — das werden selbst die Gegner des „Barrenturnens zugeben. Auch Unglücksfälle — Beinbrüche, „Verrenkungen — kommen, soweit ich dies vom Turnplatz und „nach den Armeeberichten [2] beurtheilen kann, am Barren nicht „häufiger, ja vielmehr noch seltener vor, als am Balancirbaum, „am Schwingel, am Reck.“ Hr. Rothstein druckt das Abel'sche Gutachten bis zu dem von den Unglücksfällen handelnden

---

[1] Verhandlungen des Hauses der Abgeordneten. 13. Sitzung am 20. Juni 1862. S. 336.

[2] Nach welchen während anderthalb Jahren der Barren weder bei der Armee, noch bei den Cadettenhäusern zu einer ärztlichen Wahrnehmung Anlaß gegeben hatte (S. V. VI).

Satze ab, verschweigt dies unverwerfliche Zeugniß, und behauptet im Gegentheil: „Beschädigungen (wie Verstauchungen, Kno„chenbrüche, Verrenkungen, Quetschungen u. s. w.) könnten aller„dings auch bei anderen Uebungen stattfinden in Folge von Ue„bertreibung, Unvorsichtigkeit, Zufall; der Barren aber gebe „vermöge seiner Construction und der eigenthümlichen Mechanik „der an ihm vorzunehmenden Bewegungen direct Veranlassung „zu solchen Beschädigungen“ (S. 15). Was ist da zu thun, und wie ist solchem Gegner beizukommen? Ich erkläre daß diese Behauptung völlig aus der Luft gegriffen ist; ich wiederhole, nach fünfundzwanzigjähriger Erfahrung, die Hrn. Rothstein abgeht, daß es kein anderes Geräth giebt, an dem eine solche Fülle tüchtiger Uebungen dreist ohne jede Hülfe gemacht werden kann (S. XIII); ich füge hinzu daß es kein zweites giebt, woran sich so leicht und sicher Hülfe geben läßt. In zugänglicher Höhe befindet sich der Uebende von Anfang an in der Gewalt des Hülfegebenden, der sein Handgelenk hält; und trotz allen Anklagen des Hrn. Rothstein liegt gerade in den typischen Barrenübungen nichts Plötzliches und Gewaltsames, wodurch, wie etwa am Schwingel, leicht die Hülfe vereitelt, vom Hülfegebenden versäumt, vom Uebenden durchbrochen würde.

4. Was innere Beschädigungen betrifft, so glaubte Hr. Dr. Abel gewiß bis an die äußerste Grenze des von ihm Erwarteten gegangen zu sein, wenn er den Barren beschuldigte, Lungenblutungen veranlassen zu können. Jetzt zeigt es sich, daß er sich zwischen zwei Stühle gesetzt hat. Wir haben uns seine übergroße Sorge für unsere Gesundheit verbitten müssen. Hr. Rothstein hat zwar das Gutachten des Hrn. Dr. Abel gegen uns in Schutz genommen, deshalb ist er selber aber keinesweges damit zufrieden. Obige Stelle, worin Hr. Dr. Abel zur Steuer der Wahrheit erklärt, die einzelnen Barrenübungen an sich seien nicht gesundheitswidrig, überrascht ihn peinlich (S. 18), und im Widerspruch mit Hrn. Geheimerath Langenbeck, dessen Auctorität er doch gleich darauf (S. 17) als eine der höchsten gelten läßt, findet er S. 15, daß Hr. Dr. Abel „die Nach„theile und Gefahren, mit welchen die Barrenübungen die in„nern Organe, namentlich der Brust, bedrohen, durchaus nicht „gebührendermaßen hervorgehoben hat.“ Insbesondere ist es die Möglichkeit der Zerreißung der Herzklappen beim Barren-

turnen, worauf er die Aufmerksamkeit zu lenken wünscht! (S. 16.) Der geistesverwandte Arzt, der ihm vermuthlich diesen großen Gedanken unter den Fuß gab, that sehr Unrecht daran, ihm nicht zugleich die Symptome einer solchen Zerreißung etwas deutlicher auseinanderzusetzen; denn es macht doch einen zu komischen Eindruck, wenn man, noch erstaunt ob dieser plötzlich sich enthüllenden medicinischen Gelehrsamkeit, erfährt, daß erst einige Wochen nach Zerreißung der Herzklappen sich Athembeschwerden einfinden.

Die Herzklappen-Zerreißung ist ein seltener Zufall. Abgesehen von Verwundungen, wird sie nicht bewirkt durch äußere Ursachen, sondern durch den Blutdruck. Ob sie je gesunde Subjecte betreffe, oder ob ihr nicht stets eine Klappenerkrankung vorherging, ist eine offene Frage. Die Zerreißung gesunder Klappen setzt jedenfalls eine sehr bedeutende augenblickliche Störung des Kreislaufes voraus. Stets wird ihr ein sehr hoher Grad des Zustandes voraufgehen, den man „außer Athem sein" nennt. Klappenzerreißung ist also z. B. beim Tanzen beobachtet worden; Schnell- und Dauerlauf, Bergsteigen würden sie weit eher veranlassen, als die Barrenübungen, bei denen man durchaus nicht leicht außer Athem kommt. Es ist nichts als ein tadelnswerthes Spiel mit Begriffen, von denen er nichts versteht, wenn Hr. Rothstein von dem bei jenen Uebungen stattfindenden „erst gewaltsamen Anstauen und dann plötzlichen Hindurchjagen ungewöhnlich großer Blutmassen durch die „Aorta- und Herz-Oeffnungen" (sic) spricht, „wodurch die Klappen derselben in ihrer Integrität und Spänstigkeit (sic?!) mehr „oder minder beeinträchtigt werden müssen" (S. 16). Am Barren, wo der Thorax nach Hrn. Rothstein so erweitert ist, daß nicht gehörig ausgeathmet wird (S. 64), soll eine Stauung des Blutes stattfinden? Aber wo ist denn das Hinderniß für den Kreislauf? Die Lungenblutbahn ist über Gebühr erweitert, Rumpf und Beine hängen frei, nur die Capillaren der Armstrecker und der Schultermuskeln mögen zum Theil undurchgängig sein[1], aber auch diese, wegen der Schwungkraft beim Wippen, nur zeitweise: wo und warum soll sich also das Blut anhäufen, um dann plötzlich in ungewöhnlich großen Massen durch „die

[1] Vgl. Joh. Müller's Handbuch der Physiologie des Menschen u. s. w. Bd. I. 4. Aufl. 1844. S. 150.

„Aorta= und Herzöffnungen" zu entweichen? Daß der Barrenturner mit gestautem Blute und drohender Herzklappenzerreißung S. 65 eine Rede halten und vierstimmig singen würde, wußte wohl Hr. Rothstein S. 16 selbst noch nicht, und als er bei der Rede ankam, hatte er die Gefahr der Herzklappenzerreißung bereits wieder vergessen.

Und wenn nun Hr. Rothstein auf den folgenden Seiten immer und immer wieder von der Unnatur und der Gesundheitswidrigkeit der Barrenübungen redet, wie sie nicht dem Skeletbau und der Massenvertheilung im menschlichen Körper entsprächen, und wie sie dem teleologischen Verhältniß zwischen Rumpf-und Brustgliedern widersprächen, und wie das Barrenturnen einer chronischen Phosphorvergiftung gleiche, und in welchem Alter man jungen Leuten diesen langsamen Giftgenuß gestatten dürfe, und dies und das; wenn er sich dabei auf dem erhabensten anatomisch=physiologischen Standpunkt wähnt: so bleibt uns, die wir vom Fache sind, eben nichts übrig, als die Achseln zu zucken, wie Hr. Rothstein es wohl auch thun würde, wenn wir uns über eine artilleristische Frage ein unberechtigtes Urtheil erlaubten, und trotz der uns eröffneten besseren Einsicht eigensinnig darauf beharrten. Jeder weiß eben das, was er gelernt hat.

5. Unter der Aufschrift: „Gymnastische Erwägungen" wird zunächst noch immer von der Gesundheitswidrigkeit der Barrenübungen gehandelt, dann aber tritt vorzüglich ein neuer Gesichtspunkt zu Tage, der ästhetische. „Soll," heißt es daselbst, „die „Gymnastik auch auf die schönheitsgemäße Ausbildung des „Körpers hinwirken, so sind ... die Barrenübungen so recht „dazu geeignet, dieser Aufgabe in Beziehung auf das Schulter= „gelenk und dessen Umgebung entgegenzuarbeiten, wie sich „das factisch auch ganz augenscheinlich bei den echten Barren= „turnern und ihren klobigen Schultern (sic) zeigt. Eine gleich „üble Einwirkung bringen die Barrenübungen für die Gestalt „der Hände mit sich. — Welches Gewicht man diesen auf das „Exterieur des menschlichen Körpers (sic) sich geltend machenden „Einwirkungen beilegen wolle, mag anheimgestellt bleiben, u. s. w." (S. 26). Eine Erwägung, welche allerdings recht geeignet scheint, den Paradeplatz wider den Barren einzunehmen. Der Thatbestand läuft darauf hinaus, daß, wie Enten schwimmen, breitschulterige Individuen gern am Barren turnen, und davon nicht

schmäler werden. Der Nachweis, daß der Barren Schultern und Hände entstellt, möchte schwer so zu führen sein, daß er auch Solchen genügt, die über die Naivetät des cum hoc, ergo propter hoc hinaus sind. Sollten aber wirklich übermäßige Barrenübungen jene Wirkung haben, so spräche dies so wenig wider den Barren, wie die Folgen des Trunkes wider den Weingenuß. Ohnehin bliebe Hr. Rothstein den Beweis schuldig, daß der von ihm empfohlene Querbaum, bei gleich anhaltendem Gebrauch, Schultern und Hände nicht entstellt.

Eine charakteristische Probe dessen, was man die gymnastische Phrase nennen kann, ist Folgendes: „Bei allen denjenigen „Bewegungen, bei welchen der menschliche Körper nicht seine na„türliche oder in der Lebenswirklichkeit hauptsächlich geforderte „Unterstützung findet, d. h. nicht in den Füßen und deren Trag„kraft, sondern an anderen Gliedern oder Gegenden des Körpers, „kann es nicht ausbleiben, daß, wenn man solche Bewegungen „wiederholt übungsmäßig betreibt, der natürliche, instinctive „Gleichgewichtssinn mehr oder weniger irritirt und „das Gefühl für die feinere, sichere, wohlanständige „und graciöse Bewegung im Leben zurückgedrängt wird“ (S. 25). Es scheint, Hr. Rothstein fürchtet, weil wir uns am Barren auf die Hände stützen, wir möchten eines Tages auf den Händen, statt auf den Füßen, in den Straßen spazieren gehen oder in ein Gesellschaftszimmer treten. Sonst verstehe ich ihn nicht.

Hier (S. 25 Anm. 1) wird die Anklage erneut: „selbst „Gönner und Verfechter des deutschen Turnwesens hätten sich „öffentlich über die schlechte körperliche Haltung und den schlech„ten Gang der zum Berliner Turnfest (1861) versammelten „Turner geäußert.“ Auch ich habe den schlechten Gang der Turner beim Festzuge bemerkt, aber auch zugleich dessen Ursache, welche keine andere war, als daß die Turner in Zeugschuhen mit dünnen Sohlen ohne Absätze stundenlang auf dem entsetzlichen Berliner Straßenpflaster zu gehen hatten. Ich bezweifle übrigens nicht, daß ein Gardebataillon eine strammere Haltung besitzt, als eine Turnerschaar. Was ich bezweifle, ist, daß, wenn man eine gleiche Anzahl turnender und nicht turnender junger Leute, die noch nicht gedient haben, und zwar beide Theile in der losen, unscheinbaren Turnertracht, mit einander vergliche, die nicht turnenden im Mittel eine bessere Haltung zeigen würden, als die Turner. Das allein däucht mir aber die entscheidende Probe zu sein für den Einfluß, den das Turnen auf die Haltung übt.

6. S. 24 wird nach der Theorie, und nach der Erfahrung eines ungenannten Turnlehrers, behauptet, durch den Barren „verliere die Hand das feine Gefühl und an Geschmeidigkeit und „Beweglichkeit für die tausendfältigen Verrichtungen, welche sie zu „vollziehen hat.“ Ich darf mich dagegen berufen, außer auf mein eigenes, auf das Zeugniß von Männern wie die Herren Brücke in Wien, Heintz in Halle, Helmholtz und Kirchhoff in Heidelberg, Kölliker in Würzburg, Pflüger in Bonn, denen sich, bei weiterer Umfrage, gewiß noch viele anschließen würden. Wir haben sämmtlich am Barren geturnt, ohne davon einen Nachtheil für unsere naturwissenschaftlichen Handarbeiten zu verspüren, die sich oft an Feinheit mit denen des Uhrmachers messen. Ohnehin vergißt Hr. Rothstein abermals, zu beweisen, daß der von ihm empfohlene Querbaum von den dem Barren vorgeworfenen Nachtheilen frei sei.

7. Wir haben bereits vernommen (s. oben S. 9. 10), und dieser Punkt findet sich hier, auf S. 23, nochmals ausgeführt, daß beim Barrenturnen nach Hrn. Rothstein zu viel Zeit verloren gehe. Daß der Barren zu viel Geld koste, ist bekanntlich auch schon behauptet worden[1], und wird von Hrn. Rothstein bekräftigt (S. 27. 28). Schließlich erfahren wir aber auch noch, daß der Barren zu viel Platz fortnehme (S. 27). Hr. Rothstein verlangt nämlich, damit der Barren ohne Gefahr beibehalten werde, daß für jeden Turner ein Barren genau von seiner Schulterbreite da sei. Soll diese Forderung in aller Strenge erfüllt werden, und sollen außerdem von jeder Barrenbreite mehrere Exemplare für den Fall bereit stehen, daß ein paar Turner auf das Millimeter genau dieselbe Schulterbreite haben und zugleich am Barren turnen sollen, so begreift man freilich, daß leicht ein paar Morgen Landes mit den Barren für Turner aller Altersstufen bedeckt werden können. Der Hr. Dirigent der Central-Turnanstalt scheint nicht zu wissen, daß der Barren zwar nicht breiter, wohl aber ansehnlich schmäler sein dürfe als

[1] Verhandlungen des Hauses der Abgeordneten. 13. Sitzung am 20. Juni 1862. S. 331.

die Schultern des Uebenden. Dies wird ihm erklären, daß eine halbwege gleichmäßig zusammengesetzte Riege bequem an Einem Barren turnen kann, dessen Holmabstand die kleinste darin vorkommende Schulterbreite nicht zu sehr übertrifft, und daß man daher für die verschiedenen Altersstufen mit vier bis fünf Barrenbreiten vollständig ausreicht.

Weiter kann ich in Hrn. Rothstein's Schrift keine faßliche Anklage wider den Barren entdecken. Unser Geschäft ist zu Ende. Was er, sei's zur Stütze oder zur Verschärfung des von Hrn. Dr. Abel Gesagten, sei's selbständig vorgebracht: das Eine wie das Andere ist rettungslos abgethan. Hr. Rothstein hat fast in jedem Satze seine unzureichende wissenschaftliche Bildung und seine logische Unfähigkeit, außerdem aber, was dem Dirigenten der Königl. Central-Turnanstalt schwerer zur Last fällt, wiederholt (s. oben S. 8. 10. 11 [bis]. 12. 29. 30) seine turnerische Unkenntniß an den Tag gelegt. Eines eigentlichen Kampfes hat es, um ihn zu widerlegen, kaum je bedurft. Das bloße Vorführen seiner vom gymnastischen Scheinwissen und Redeschwulst entblößten Gedanken genügte meist, und schon wurden sie für besiegt erklärt. Gern hätte ich, nach den ersten Proben, dem Leser und mir selber das Uebrige dieser Musterung erspart; aber ich wollte mit Hrn. Rothstein's Angriffen gewissenhafter zu Werke gehen, als er selber, wie ich jetzt noch zeigen werde, den meinigen gegenüber verfahren ist.

III. Hrn. Rothstein's Verhalten gegenüber meiner Kritik des Grundgedankens der sogenannten rationellen Gymnastik.

Hr. Rothstein kommt nämlich zuletzt unter der Aufschrift „zum zweiten Theile“ auf die allgemeinen Bemerkungen zu sprechen, die ich in Erwiederung auf das Langenbeck'sche Gutachten gegen den Grundgedanken der sogenannten rationellen Gymnastik gerichtet habe. Ich habe die Frage nach dem Werth dieser Gymnastik auf die Form gebracht: „Kann durch Uebung einzelner Muskelgruppen schnell und sicher oder über-

„haupt der wünschenswerthe Grad körperlicher Aus-„bildung erreicht werden?“ und ich habe, wie ich sagen darf, unter dem Beifall der Fachgenossen, den Beweis geführt, daß diese Frage zu verneinen ist. Der wünschenswerthe Grad körperlicher Ausbildung kann nicht erreicht werden durch bloße Muskelgymnastik, und das ist das Schwedische Turnen. So wenig wie man durch Stärkung aller einzelnen Hand- und Vorderarmmuskeln ein Drechsler oder Klavierspieler würde: so wenig wird das Schwedische Turnen je einen Menschen befähigen, auch nur über einen Zaun zu klettern, oder einen Graben zu überspringen. Damit solche zusammengesetzte Bewegungen geläufig werden, ist die Uebung nöthig im geeigneten Zusammenwirken der Muskeln, der Sinne und der Seele, die ich als Nervengymnastik bezeichnet habe, und die, neben der Muskelgymnastik, durch das Deutsche Turnen in reichster Fülle gewährt wird. Ich habe so, mit eindringlicher Schärfe, und nicht leicht zu überhörender Betonung, den bindenden Schluß gezogen: daß vom physiologischen Standpunkt aus die sich selbst so nennende rationelle Gymnastik vielmehr wesentlich irrationell sei (S. XVIII—XXIII).

Wie verhält sich Hr. Rothstein gegenüber dieser Beweisführung, die sein System an der Wurzel trifft? Nun, er erwähnt ihrer einfach mit keiner Sylbe. Statt dessen druckt er aus einer Schrift des Hrn. Professor H. E. Richter, vom Jahre 1845, eine allgemein gehaltene, lobende Darstellung des Schwedischen Turnens ab, und sagt, „daß es nach diesen „Hinweisen und Anführungen überflüssig erscheinen müsse, die „Irrthümer, Entstellungen, Confusionen und vagen Aeußerungen, „die der zweite Theil meiner Schrift enthalte, ebenfalls Seite „für Seite nachzuweisen“ (S. 75). Das ist freilich leichter, als die starke Kette meiner Schlüsse zu zerreißen.

Dabei begegnet Hrn. Rothstein das Menschliche, daß, während er dem Leser Hrn. Professor Richter auf Grund einer vor 17 Jahren gethanen Aeußerung als Vertheidiger der rationellen Gymnastik vorführt, die noch vor der meinigen erschienene Kloß'sche Schrift über den Barren[1] aus der Feder desselben Hrn.

[1] Die Barrenübungen der Deutschen Turnschule vor dem Richterstuhle der Kritik. Eine turnerische Streitfrage auf Grund gutachtlicher Aeußerungen

Richter eine Entgegnung auf das Abel'sche Gutachten bringt, welche nichts weniger als günstig für das Schwedische Turnen lautet, und, was den Barren betrifft, von meiner „Erwiederung“ an Entschiedenheit nicht überboten wird. Es scheint, als ob diese Schrift überhaupt Hrn. Rothstein entgangen wäre. Wenigstens findet sie sich in dem vorliegenden Hefte nicht erwähnt, obschon von S. 83 an, unter der Aufschrift „Literarisches“ verschiedene Tageserscheinungen, freilich alle von befreundeter Richtung, besprochen werden. Ich mache ihn also darauf aufmerksam, daß sich hier, außer den Herren Kloß und Richter, noch drei medicinische und turnerische Auctoritäten wider das Abel'sche und Langenbeck'sche Gutachten, und für den Barren aussprechen: Stimmen, deren Gewicht dadurch erhöht wird, daß sie als nicht-preußische vom Verdacht frei sind, ein anderes Interesse, als das rein sachliche, zu verfolgen.

Hr. Rothstein sucht dem tödtlichen Streich, den ich gegen das Schwedische System führe, auch noch durch die Behauptung auszuweichen: „daß die von mir kritisirte Gymnastik gar nicht „diejenige sei, die ich unter der Bezeichnung der sogenannten rationellen Gymnastik zu besprechen mich bemüßigt gefunden habe; „es erscheine dieselbe in der Flugschrift wenigstens so sehr entstellt, daß man sie gar nicht wieder erkennt“ (S. 74). Hr. Rothstein möchte also jetzt die Meinung erwecken, als bestehe das Ling'sche System nicht, wie ich es annahm, darin, die einzelnen Muskelgruppen auszubilden. Wäre hier ein Mißverständniß, so fiele dies nicht mir zur Last, sondern Hrn. Geheimerath Langenbeck, der jene Erklärung aufstellte, und mit dessen Gutachten ich es zunächst zu thun hatte. Hr. Rothstein müßte dann auch auf die ihm günstigen Folgerungen aus diesem Gutachten verzichten. Aber Hr. Langenbeck ist völlig im Recht. Nicht anders ist das Schwedische System von zahlreichen Schriftstellern aufgefaßt worden. Ich selbst habe lesen gelernt, und bin nicht schwachsinnig. Wer die Richtigkeit jener Auffassung bezweifelt, schlage P. H. Ling's Schriften über Leibesübungen in Hrn. Maßmann's Uebersetzung (Magdeburg 1847) S. 35.

---

u. s. w. bearbeitet von Dr. Moritz Kloß (Separatabdruck aus Bd. VIII. Heft 3. der Neuen Jahrbücher für die Turnkunst). Dresden 1862.

36 auf. Dort steht gedruckt:[1] „Auf diese Weise sehen wir, wie „man, um das Mittel einer wahren gymnastischen Ausbildung und „ihrer Unterhaltung zu erreichen, zu den Urtypen für jede Be„wegung selbst, d. h. zum allereinfachsten Tempo dieser Bewe„gung zurückgehen muß. Das Kleinliche, was Mancher in „einer vollkommen vereinfachten Bewegung zu finden glaubt, ver„schwindet auf die Weise für den, der begreift, daß Bewegung „entweder einfach oder zusammengesetzt ist … Alles Zusam„menhäufen streitet gegen Natur und Vernunft … Wir „finden hiernach, daß in der pädagogischen Gymnastik keine Be„wegung zu einfach sein kann“ u. s. w. Ling's eigenes Reglement für Gymnastik (Stockholm 1836)[2] lehrt auf fünf und vierzig Seiten nichts als dergleichen Bewegungen mit und ohne Hülfe, und nur auf den übrigen sechs Seiten versteigt es sich bis zum Sprung. Nicht bloß werden in dem Evangelium der Gymnastik wiederholt die angeblichen Vorzüge der Freiübungen vor den Geräthübungen gepriesen[3], und nur nebenbei wird dem Seemann Klettern, dem Cavalleristen Schwingen, also nur zu bestimmten praktischen Lebenszwecken eine entsprechende Geräthübung empfohlen;[4] sondern S. 104 heißt es mit ächt gymnastischem Hochmuth: „Ein jeder Gymnast, der die Geräthe für was An„dres denn als Nebensache ansieht, hat gar nicht begriffen, was „im Organismus Leben ist (?). Unsere Körperbewegungen nach „den Geräthen, die wir vorher eingerichtet haben und nicht diese „nach den Körperbewegungen einrichten, die wir vollbringen, ist „eine verkehrte Weise, ein Begehren nur gewaltig zu scheinen[5].

---

[1] Die gesperrten Worte sind von Ling selber hervorgehoben.

[2] A. a. O. S. 109 ff.

[3] A. a. O. S. 38. 113.

[4] A. a. O. S. 113. Anm.

[5] Es ist ein sonderbarer Irrthum der Gymnasten, wenn sie meinen, der Trieb einzelner Naturen, sich hervorzuthun, habe etwas zu schaffen mit dem Deutschen Turnen. Bei jeder Uebungsweise werden sich innerhalb derselben solche Individuen breit machen, und daß auch die Schwedische Gymnastik dem „Begehren, gewaltig zu scheinen,“ Nahrung bietet, geht aus dem von Hrn. Georgii erzählten Fall eines Schwedischen Studenten hervor, der gewettet hatte, er würde sich 25 Mal nach einander auf dem nämlichen Beine hockend niederlassen und wieder erheben. Beim 21. Male stürzte er bewußtlos zu

„Wenn man eine Gymnastik-Einrichtung betrachtet, so kann man „im Augenblick sagen, auf welchem Standpunkte ihr Einrichter „als Gymnast steht. Alle wahre Bewegung ist eine Veränderung „in den Körpertheilen gegeneinander und diese Veränderung muß „durch den Körper selbst geschehen, das ist, der Körper muß durch „sich selbst potenzirt werden u. s. f.“[1] Da stehen wir vor dem Urquell der Lehren, mit denen wir seit nun funfzehn Jahren in Deutschland aus zweiter Hand beglückt werden. Entbehrlichkeit, Einseitigkeit, Naturwidrigkeit, Unvernunft der Geräthübungen; Ableitung der allein seligmachenden Freiübungen aus philosophischen Principien; Verunglimpfung der Turner als Gaukler und Klopffechter; Hr. Rothstein hat nichts hinzuerfunden als sehr viel später die Anklage der Gesundheitswidrigkeit der Geräthübungen, und der bei Ling noch durch keine Einrede gereizte Widerwille ist bei ihm zum krankhaften Abscheu gesteigert.

Wenn sonach unläugbar feststeht, daß Ling die Ausbildung des Körpers durch möglichst einfache Bewegungen, d. h. durch Uebung einzelner Muskelgruppen, zu erreichen gedachte; und wenn im vorliegenden Heft Hr. Rothstein einen Mitarbeiter sagen läßt, „er (Hr. Rothstein) als Gymnast habe sich zur „Aufgabe gemacht, das von dem Gymnasiarchen P. H. Ling ge„gründete System der rationellen Gymnastik weiter zu bearbeiten, „zu entwickeln, zu lehren und zu pflegen“ (S. 84): so möchte ich doch wissen, worin die von mir kritisirte Gymnastik sich von der unterscheidet, die sich selbst die rationelle nennt. Entstellt mag sie in meiner Schrift Hrn. Rothstein erscheinen, in ihrer armseligen Blöße, ohne die stattliche Larve der Wissenschaftlichkeit und den Flitterstaat naturphilosophischer Floskeln, mit denen ausstaffirt sie sich sonst seiner Phantasie zu zeigen pflegt; aber ist es meine Schuld, wenn er sie so nicht wiedererkennt?

Boden (Kinésithérapie ou Traitement des Maladies par le Mouvement etc. Paris 1847. p. 43). Beiläufig denke man sich einmal, ein Turner sei bei der Wette verunglückt, 25 Mal am Barren anzumunden. Würde ein mäßiger Octavband das gymnastische Pharisäergebet bei solchem Anlaß fassen?

[1] A. a. O. S. 104.

Ein halbes Jahrhundert ist es her, daß der erste Barren in der Hasenhaide aufgestellt wurde. Von Berlin aus hat sich der Barren über die Deutsche Welt, von Schleswig bis zu den Alpen, von Siebenbürgen bis zum Felsengebirge verbreitet. Aller Hemmnisse ungeachtet, die sich dem Turnen überhaupt entgegenstellten, haben jahraus jahrein zahllose Knaben, Jünglinge, Männer mit Lust und Liebe am Barren geturnt. Wer über die ersten Schwierigkeiten der Barrenübungen hinweg ist, die nicht größer sind, als an jedem Geräth, freut sich der kühnen und kräftigen Bewegungen, zu denen der Barren Gelegenheit bietet, der Stählung der Arme und Schultern, die er gewährt, und der mannigfachen wichtigen Handgriffe, die sich daran erlernen. Eine Wende oder einen Ueberschlag mit gestreckten Armen für unschöne Bewegungen erklären kann nur Jemand, der entweder diese Uebungen nie gut hat ausführen sehen, oder der, gleich einem Chinesen, einen anderen Maßstab für Schönheit im Kopf hat, als wir. Unglücksfälle am Barren sind nicht erhört. Daß einmal ein Mensch mit schwacher Brust daran zuerst warnende Kunde seines Leidens erhält, ist so wenig Schuld des Barrens, als wenn Jemand daran zuerst bemerkte, daß er Trichinen in den Brustmuskeln habe.

Wie ist es nun möglich gewesen, diese Frage hat sich mir im Lauf des Barrenstreites stets von Neuem aufgedrängt, daß alles Ernstes der Barren zum Gegenstand solcher Anklagen gemacht worden ist, wie die, wogegen ich ihn zu schützen versucht habe? Wie hat um dies erprobte Werkzeug heilsamer Kräfteübung ein Streit entbrennen können, der für die preußische Turnerwelt zu einem Kampf um die Schiffe geworden ist, und sogar über die Grenzen des engeren Vaterlandes hinaus Parteinahme erweckt hat?

Aus jedem anderen Munde, zu jeder anderen Zeit, wären jene Anklagen spurlos vorübergegangen, höchstens als Sonderbarkeit belacht worden. Die Bedeutung, die sie erlangt haben, verdanken sie lediglich der Stellung ihres Urhebers, und der Rolle, zu welcher er in dem Reactionsdrama erkoren ist. Dies zur Antwort auf Hrn. Rothstein's Frage, weshalb denn turnerischerseits solch ein Lärm gegen die rationelle Gymnastik geschlagen werde, wenn sich damit, wie ich sagte (S. XXV.), trotz den erhabenen Theorieen, denen sie ihren Ursprung verdankt, kein Hund hinter dem Ofen hervorlocken lasse (S. 75. 76). Hr. Rothstein glaubt doch nicht, wir würden noch ein Wort gegen das Schwedische System verlieren, den Tag, wo es die Central-Turnanstalt geräumt hätte? Wir würden es seinem Schicksal überlassen, gleich dem Tischrücken, dem Geisterklopfen, dem Od, der Kranioskopie, und anderen Ausgeburten des Dilettantismus, der Confusion, und jener gemeingefährlichen Form der Ignoranz, die man beschönigend Halbwissen nennt.

Darüber, wie Hr. Rothstein dazu gelangt ist, sich jene Anklagen so fest einzubilden, hält es natürlich schwer, etwas Bestimmtes zu sagen. Doch geht meine Meinung zunächst dahin, daß der Hr. Dirigent der Königlichen Central-Turnanstalt vom Deutschen Turnen nichts versteht.

Hr. Rothstein hat, ehe er sich für das Schwedische System begeisterte, kein turnerisches Leben geführt. Auf theoretischem Wege zur späten Erkenntniß des Werthes von Leibesübungen gelangt, ward sein der Speculation nachhängendes Wesen angezogen und zu rückhaltloser Hingabe bestimmt durch den Schein innerer Begründung und einheitlicher Abrundung in dem Ling'schen System. Wir sahen bereits, wie er hier die Abneigung gegen die Deutschen Geräthübungen als Glaubenssatz einsog, während wohlbekannte äußere Verhältnisse nicht gerade dahin wirkten, ihm die Beschäftigung damit nahe zu legen. Von vorn herein durchdrungen — *αὐτὸς ἔφα* — von der Entbehrlichkeit, Naturwidrigkeit und Abgeschmacktheit der Geräthübungen, und mit der Aufgabe betraut, das Deutsche Turnen durch ein minder mißliebiges System zu ersetzen: weshalb hätte er in reiferen Jahren sich mit Reck und Barren abgeben sollen, die er gerade jetzt begann, mit jenem Haß zu verfolgen, mit dem man ein giftiges Thier zertritt, und die er im Geiste bereits ausgerottet sah? Bequemer war es ohnehin, mit dem „Uebungszettel“ in der Hand einer militärisch gedrillten Schaar eintönige Bewegungen vorzuschreiben, wobei sich Niemand anzustrengen braucht, der nicht Lust hat, da keine wirkliche Leistung das Maß der Anstrengung verbürgt, und wobei es nicht einmal einer ernstlichen Hülfe bedarf, da keiner Gefahr vorzubeugen ist.

Und so ist denn Hr. Rothstein dem Vernehmen nach persönlich nicht im Stande, und nie im Stande gewesen, einigermaßen schwierigere Uebungen darzustellen. Beim Schreiben über den Barren verfällt er in Fehler, die unmöglich wären, hätte er in der Erinnerung das Gefühl jener Bewegungen. Daß Hr. Rothstein die Zahl der bis 1850, und auch die der seitdem erfundenen Barrenübungen ganz genau anzugeben weiß (S. 11. 12), ist nur Buchgelehrsamkeit, und beirrt mich in meinem Urtheil nicht. Wie könnte er, wäre er nur halb auf dem Barren zu Hause, den gemeinen Stütz als eine fürchterliche Anstrengung schildern, wobei zwanzig Centner an den Schultern hängen, daß dem nicht turnerischen Leser der Angstschweiß vor die Stirn tritt, da doch ein Knabe, der ein paarmal den Turnplatz besucht hat, gar nicht versteht, was man mit der Frage meint, ob ihm der Stütz am Barren sauer werde? Von dem leichten und sicheren Hochgefühl, womit den durchgeturnten jugendlichen Leib das Bewußtsein überfließender Spannkraft, verläßlichen Augenmaßes, und einer Auswahl erprobter Bewegungsformen für alle möglichen Fälle durchdringt, hat der Mann schwerlich einen Begriff, dessen steifleinene Doctrin in jedem dreisteren Schwunge ein Attentat auf die „Lebens„würde des Menschen" und eine Beeinträchtigung „des Gefühls „für die feinere, sichere, wohlanständige und graciöse Bewegung „im Leben" sieht (S. 25. 34).

Von hier aus bliebe übrig, psychologisch weiter zu entwickeln, wie bei Hrn. Rothstein aus dem philosophischen und ästhetischen Widerwillen gegen den Barren sich allmählich die Lehre von dessen Gesundheitswidrigkeit hervorgebildet habe, während gerade Hr. Rothstein wenig Gelegenheit hatte, Beobachtungen darüber zu sammeln. Aber wie auch dieser Gang war, ich frage jetzt, ob Jemand, der vom Deutschen Turnen nachweisbar nichts versteht, nicht dessen Technik bewältigt und nicht dessen Geist erfaßt hat, ob ein Solcher, und wäre er zehnmal Dirigent einer Königlichen Central-Turnanstalt, zuständiger Richter über den Werth des Deutschen Turnens sei?

Obwohl Hr. Rothstein wiederholt meine eigene Aufrichtigkeit verdächtigt (S. 41. 47), spricht er die Erwartung aus, die Turner und ich selber würden ihm wenigstens das Eine zugestehen, „daß er durchaus mit Ueberzeugungstreue aufgetre-„ten sei, und nicht zu Denjenigen gezählt werden dürfte, deren „Wesen und Jammer Dante in seiner Divina Commedia, In-„ferno III. 22—69, schildere“ (S. 80). Ich bin nicht so gewiß, daß nicht wenigstens V. 49:

„Fama di loro il mondo esser non lassa“

dereinst auf ihn passe. Im Uebrigen kann er ruhig sein. Für so überzeugungstreu halte ich ihn, daß ich mir als Arzt vielmehr schon öfter die Frage vorgelegt habe, ob nicht sein unbegreifliches Vorgehen aus einer keimenden fixen Idee entspringe.

S. 73 sagt Hr. Rothstein: „Am Ende seiner ganzen Flug-„schrift sieht der Hr. Verfasser mit prophetischem Blick den Tag „kommen, wo der Barren doch noch seinen Einzug in ein näher „bezeichnetes „Heiligthum“ halten werde. Die Erfüllung dieser „Prophetie liegt gar nicht außer dem Bereich der Möglichkeit; „aber der Hr. Verfasser würde doch sehr irren, wenn er etwa „auch glauben wollte, daß durch den erwarteten Einzug jenes höl-„zernen Gestelles das System der rationellen Gymnastik „selber auch nur im Mindesten beeinträchtigt oder alterirt wer-„den würde; es kann ihm das hierdurch so wenig widerfahren, „wie einem gothischen Dom dadurch, daß eine Spinne in irgend „einem Winkel desselben ihr Netz hinspinnt.“ Letzteres klingt fast wie Größenwahn. Von der eröffneten Aussicht auf Wiedereinführung des Barrens in die Central-Turnanstalt nehmen wir, als von einer Bürgschaft für weitere Erfolge, einstweilen Act. Was aber meine Vorhersagung betrifft, so hat mich Hr. Rothstein abermals mißverstanden. Wenn ich von dem früher oder später unvermeidlichen Tag sprach, wo das Deutsche Turnen seine Erbschaft antreten, und wo Reck und Barren ihren Siegeseinzug in das entweihte Heiligthum der Scharnhorststraße halten würden: war meine Meinung nicht, Reck und Barren würden in die Central-Turnanstalt einziehen, und die rationelle Gymnastik darin bleiben. Sondern meine Meinung war und ist, Reck und Barren würden in die Central-Turnanstalt ein- und die rationelle Gymnastik daraus ausziehen. Hrn. Rothstein's Lob meiner Sehergabe muß ich daher vorläufig ablehnen, aber ich hoffe es noch zu verdienen.

Hr. Rothstein als Polemiker ist einem Schachspieler zu vergleichen, der matt gesetzt, sich mit seinem König vom Schachbrett auf den Tisch zurückzöge, und so das Feld zu behaupten wähnte. Es wird ihm also nicht schwer werden, auch auf diese Entgegnung noch eine seiner Meinung nach siegreiche Antwort zu finden. Ich sehe derselben, in Ermangelung eines anderen, mit psychologischem Interesse entgegen, bereit, wenn es das Gemeinwohl erheischt, ihm zum drittenmal zu beweisen, was sich von selbst versteht.

Berlin, im November 1862.

FSC
www.fsc.org
MIX
Papier | Fördert gute Waldnutzung
FSC® C083411

Zeitfracht Medien GmbH
Ferdinand-Jühlke-Straße 7
99095 Erfurt, Deutschland
produktsicherheit@kolibri360.de